—カラダの中は小宇宙—

五臓六腑

堀内 信隆

三冬社

はじめに

「陰陽五行」。知ってるようで知らないこの言葉…。読み方は「おんみょうごぎょう」ではありません。「陰陽師」（注1）と書くと「おんみょうじ」ですが、「陰陽」と「五行」が組み合わさったら「いんようごぎょう」と読むのが普通です。これは日本人なら誰もが知ってる「陰陽思想」なのです。

この世界は男女、天地、左右…という具合に二つの相対する概念から成り立っています。逆に言うと、2というふたつのものの関係がないとわたしたちはものごとを考えにくいのです。「このペンについて考えなさい」と言われるよりも「ペンと鉛筆の違いについて考えなさい」と言われるほうが、ぐっと考えやすくはありませんか？

ただ「2」だけではあまりにも大雑把なのでそれを「5」まで広げたのが「五行思想」です。わたしたちの体は五体、指は五本…という具合に2の次に身近な5という数の神秘がそこにあります。

陰陽五行では「木《もく》」「火《か》」「土《ど》」「金《きん》」「水《すい》」という五つのエレメントがそれを象徴します。

五行においては、「木」を「き」とか、「火」を「ひ」とは通常読みません。木曜日を「きようび」とは読まないのと同じです。曜日読みをするのだと覚えておいてください。

さて、「陰陽五行」は古代より多くの学問体系の基礎になってきています。東洋医学、易学や気学や一般の占い、哲学に民俗学に歴史…など数え上げればきりがないほどです。

しかし「陰陽五行」そのものを詳しく知っている人はあまりいません。あまりにも観念的で具体的に意味を理解しにくい…というのがその理由です。

たとえば教室の白板。白いということに注目すると五行では「金」です。しかし何かを書いて理解してもらうときは「火」という意味に変化します。

「金」なのか「火」なのか決まっていない…ということがまず混乱のもとです。しかも白板は四角いということに注目すると「土」に変わります。もう、なにがなんだかわかりませんね。わたしたちは、クイズ的に「ピンポーン」なのか「ブーッ」なのかで判断することになれているので、このように曖昧に見える概念（正解が一つではないもの）は理解しにくいということです。

要は、「陰陽五行」とは、「象徴学」なのです。つまりは、象徴を見る癖をつけることが理解するためのコツということです。

本書では、幅広い「陰陽五行」の象徴性の中でも、基本となる「五臓六腑」の意味について解説いたします。

著者は『だるまんの陰陽五行』というマンガによる解説書を出していますが、本書はマンガでもなかなか難しい五行の世界を理解するための副読書という位置づけになります。マンガで出している理由は、そのビジュアル効果が五行の理解にもってこいだからです。さらにそれを深めるために文章で補強するという形になっています。マンガの副読書が文章というのもヘンな話ですが、本書を読み終わるころにはさらに深く五行を理解できることでしょう。

（注1）陰陽五行を用いて占術や祭祀を行った職種のこと。もともとは官職だったが民間にも広まった。

目次

第3章 「土《ど》」の臓器 脾・胃 39

第1章

「木」の臓器

肝・胆

☯臓腑《ぞうふ》という考え方

五臓六腑という言葉は聞いたことがあると思います。時代劇や落語などで、主人公がうまそうに一杯飲んだあとの「五臓六腑に染み渡らあ」とかいうフレーズを思い浮かべますが、元は伝統的な中医学で内臓全体を意味する言葉です。しかし、ふと変だとは思いませんか？　五行の理屈で言うならば五臓五腑のはずです。腑がひとつだけ増えているのです。

ここで腑とはなにか、そして臓とはなにかについて触れておきましょう。臓腑という漢字から「月へん」を取ってみると蔵府となります。「蔵」はものをしまう場所で通常真っ暗な所です。一方、「府」は大阪府、京都府…のように人の集まる場所です。転じて袋を意味します。ものを集めるだけでなく、いったん集めて出したりします。出し入れするから、そこは光が入り込むので明るいのです。

つまりは暗いものと明るいものを意味するのが「蔵府」です。蔵府に「月へん」という人体の臓器を指す「へん」が付くと「臓腑」となるのです。

そして暗いのが「臓」、明るいのが「腑」です。五行の「木」のエレメントでいうと肝と胆であり、中がぎっしりと細胞でつまっていて蔵のように暗いのが肝です。袋のようになって明るくなっているのが胆というわけです。

〈五臓六腑というときは、袋がもうひとつ増えるのですが、いちおうまずは五臓五腑という観点から五行と臓器の関係をお話しましょう。〉

☯肝《かん》と肝臓の違い

さきほどから「肝と胆」という言葉を使っていますが、普通は「肝は肝臓」、「胆は胆嚢《たんのう》」だと理解するでしょう。しかし正確には少し違うのです。

東洋医学では西洋医学の言う臓器にさらに、目に見えない概念を加えて呼んでいるのです。

肝臓を例にして言うならば、「肝」は「肝臓＋肝臓に関わる気（肝気）」ということです。しかし西洋医学では「気」のような目に見えない概念を認めていないので、物質的な肝臓だけを指すことになるのです。

残念ながら現代では言葉としての「気」は知っていても、それをはっきりと認識できる人は限られます。だから立派なお医者さんでも「気」なんてない！　と断言する状態になっています。ですが、五行を理解するには「気」の理解は必須です。思い出してください。陰陽五行は東洋医学だけではなく、占いや哲学にも使われる概念です。逆に言うと、「気」を理解することで五行は使えるものになっていくのだと思いませんか？

☯肝《かん》と「木」

それでは肝気とは何でしょうか？　ひとことで言うと「上がりたがる気」

です。これが肝胆に関わる「木気」のポイントです。

たとえば肝臓というと何を連想しますか？　医者に肝臓が悪いと言われると「お酒は飲めないのになあ…」などお酒がひきあいに出されることが多いですね。つまりは肝臓イコールお酒というイメージです。そしてお酒を飲むとどうなるでしょう？　気が大きくなり、声が大きくなり、千鳥足になり、やがては吐いてしまいます。これらすべて「上がりたがる気」の為せる技なのです。アルコールは肝臓で分解されます。つまり肝臓に負担がかかるとさらに「気が上がる」のです。この酔っぱらいの症状を順番に見ていきましょう。

大声を出す…日常かかっているブレーキがはずれるということです。社会の規制、ルールがはずれるということです。地に足がつかなくなるとも表現できます。

千鳥足になる…まさに地に足がつかない状態です。ということは重心は上に上がっています。日常、健康的な生活を送っている時は「気」の本拠地はお腹の下あたりの「丹田」にあると言われています（後述）。それが上のほうに上がっているので千鳥足になるのです。

吐いてしまう…上がった気はいよいよ、口から出てしまうのです。本来の「丹田」に気が集中できないと、食べ物を胃へと下ろすことができません。従って上に上がるのです。

どうでしょう？「上がりたがる気」のことがわかったでしょうか？ もともと肝気とはそういう気なので「木気」なのです。

五行の「木」とは樹木のイメージから来ているのですが、樹木は上へ上へと伸びていく力の体現でもあります。

そして「木」の中でも肝気だけの持つ重大な特徴があります。それは、伸びていく力が強すぎてブレーキをかけようとするとかえってアクセルがかかってしまうということです。今述べた飲み過ぎでの反応がまさにそれです。肝臓は、腹痛や頭痛のように自分から悲鳴をあげません。負担がかかるほどにアクセルがかかりやすいのです。同じ「木」でも陰陽の陽に属する胆のほうはそれほどでもないのですが、とかく肝は突っ走るのだと覚えておいてください。

胆《たん》と「木」

「肝胆相照らす」という言葉があるように肝と胆は名コンビです。円満夫婦のイメージでもあります。しかも、この夫婦は同じ夫婦でも肝がメインの夫婦です。

陰陽を夫婦に例えると奥さんが陰で旦那さんが陽です。男女と陰陽の関係は、性器が凹んでいる女を陰、凸っている男を陽とみます。従って肝胆ならば陰の肝が奥さんです。しかもかなりのかかあ天下なのです。まさに

「肝っ玉母さん」なのです。もともと肝気は「上がりたがる気」なので、どちらかと言うと男性的なので「男まさり」なのです。

従って胆気の役割はあくまで肝気の補佐になります。肝の暴走の後始末をするのが胆とも言えるでしょう。もともと胆嚢は胆汁をためる袋であり、胆汁は肝臓から分泌される消化液です。夫の妻への補佐ぶりが伺われるところです。

たとえば、日常において飲み過ぎやストレスで肝気が極まったときには、簡単な家庭のツボ療法では、肩にある「肩井《けんせい》」（図1）というツボを使います。これは胆経という胆気を扱う経絡なのです。ほかにも、めまいや耳鳴りに対処するにも胆経を用いることが多いと聞きます。めまいや耳鳴りも肝の暴走による揺れと考えると納得がいきます。

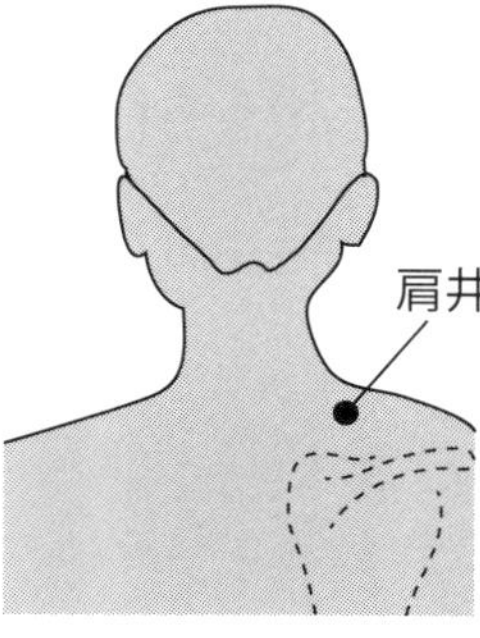

（図1）

冷えと木気亢進《こうしん》（肝気亢進）

「木」の気はとかく上がろうとし、しかも歯止めがかからないことは理解されたと思います。これを「木気亢進」といいます。別名「肝気亢進」です。

もともと自然界の寒暖を気で表現するなら暖かい陽気と冷たい陰気ということになりますが、陽気は上がり陰気は下がります。

お風呂を追い焚きすれば上のほうに熱湯がくるのでかき回さねば本当の湯加減はわかりませんね。真夏の暑い日に冷房をつければ床あたりは冷たいのに頭のあたりはまったく涼しくない…なんて体験も多いと思います。これらはすべて、陽気が浮き陰気は沈む…という特徴のなせる技なのです。

同様に人体も頭に陽気がのぼり足に陰気が下がりがちです。しかし人体での基本は「頭寒足熱」です。自然界とは逆なのです。人体だけが特別という意味ではありません。生命の持つ健康の力がそうさせるということです。なぜなら、足元が暖かければ上に上がり、頭が冷たければ下に下がり寒暖の循環がおきて身体全体を良いレベルに保てるからです。頭を冷やし、足を温めることが健康の秘訣ということになります。

健康の力が「頭寒足熱」を維持できないと「頭熱足寒」という「上逆」の状態をひきおこします。上が熱くて下が冷たいというのは、普通の陰陽の姿で自然界の姿ですが、これは健康な人体ではなく自然界そのまま、つまり死体と同じということです。つまりは自然の掟どおりやがては分解されて腐っていくということです。人体は生命があり健康の力があることで自然界の掟どおりに腐っていかずに済んでいるということです。夜に寝ても翌朝、普通に身体が機能しているということは自然界を乗り越えている健康の力ゆえなのです。

ここに病的人体を理解するための初期的な症状の鍵があります。病的だということは「上逆」になっているということです。ひどくなると、本当に死体になってしまいます。

これを一般には「冷え」といいます。言い換えるなら、血流が悪くて下が冷えて上が熱い状態です。上が熱いので頭が痛く肩が凝り、肉体的には痛がりになり精神的にはイライラしてきます。また下が冷たいので、むくみ、だるさ、食欲不振などがおきてきます。

ここまで読んだ貴方はこの症状は木気亢進《こうしん》と同じだということがわかると思います。

もともと「木」の気は向上するための「上がる気」なのですが、ゆきっぱなしはそのまま天まで上がってしまうのです。それを適度にすることで元気とやる気となるのです。

病気になったとき、「木」の肝臓は萎れてしまうのではなくますますアクセルがかかるのだと説明しましたが、血液を浄化して健康になるためにさらに「木」の気が上がってしまうという皮肉な結果がおきやすくなるのです。

対策としては、とにかく足元やお腹を温めてやることです。いったんは、ますます陽気は上に上がりますが、「土」気との調整によって（後述）、上がりきった気が循環へと変化していきます。ここでやっと健康的な「頭寒足熱」の状態になるのです。

☯「木」とストレス

肝臓との関連でお酒以外にもよく出てくる症状がストレスです。現に、ストレスが大きいと頭に血がのぼります。つまり「木」気が亢進《こうしん》するのです。

これは「木」の臓器である肝胆が精神に深く関係を持っている証拠です。もともと、「木」の「上がる気」は向上しようという精神的な気でもあるので、この関係性は理解しやすいと思います。

ストレスの頭痛肩こりイライラ、食欲不振などは前述の「冷え」での症状と同じです。

しかし精神的な問題はこれにとどまらず、心が肉体の範疇を超えてさらに上がってしまいます。躁うつ病などはその典型でしょう。もっと上がってしまうとついには本当に肉体を離れようとして自殺に追い込まれる場合もあります。

対処法は「冷え」と同じでまずは下半身をひたすら温めることです。心療内科や精神科のお世話になって投薬をうけるレベルになる前にまずこれを試みてください。鍵はやはり、「木」の気の正常化なのです。

☯他の象徴との関係

「木」の他の象徴をながめてみましょう。

『五行配当表』(79ページ)の「木」の項を横一列にながめてみてください。色では青、季節では春、一日では朝、人生では若者、干支では卯…という具合にすべて「上がる気」に関わっているのがよくわかると思います。

まずは若者、これはこれから人生が始まるという右肩上がりの期待感にあふれる時期です。同時にそれは無軌道でセーブがききません。肝の気と全く同じだということがわかると思います。参考として「くらげ骨なし」という童話をあげておきましょう。海の王様が永遠の若さがほしくて丘に居るサルの肝を欲しがるという話ですが、肝臓と若さの関係をよく示しています。

次に青色、これも若さの色ですね。「奴は青いな」とか「この実はまだ青い」とか言いますね。赤ちゃんのお尻に出る蒙古斑も若さの青色です。また、緑色も青の一種と見ますので、若芽の緑を「青々とした」と表現します。西洋の五行の研究家は青を緑で表現しているケースも多いようです。

春に朝、これも一年や一日の始まりで若さの時期、若さの時間です。新年度の始まりは日本では春ですが西洋では秋です。しかし植物が芽を出す季節に焦点をあわせればやはり春が若さの季節です。そしてともにこれから暖かくなるとか日が昇るなど、太陽が明らかになるタイミングであるので「木」は陽気の高まりを意味します。肝が無理することで肝気亢進《こうしん》となり、ますます気が上へのぼる…という症状もそうでしたね。

干支（図２）もそのまま五行に相当します。「木」に相当するのは「卯」です。動物ならウサギです。もともと卯というのは雑草の盛んになるイメージからできた言葉で、まさに植物が盛んになり始める春なのです。こういう草むらで、春に目立ったのがウサギでもあったのです。しかもウサギのぴょんぴょん伸び上がるさまは「木」の「上がる気」と同じだと気づくと思います。ちなみに、伝説の動物である龍も同じ「木」の象徴です。龍は時が来ると天高く昇る（昇り龍）ことで有名です。また、長いという体の形も「木」です。「木」の「上がる気」は「伸びる気」でもあるので長さのイメージにもなるのです。

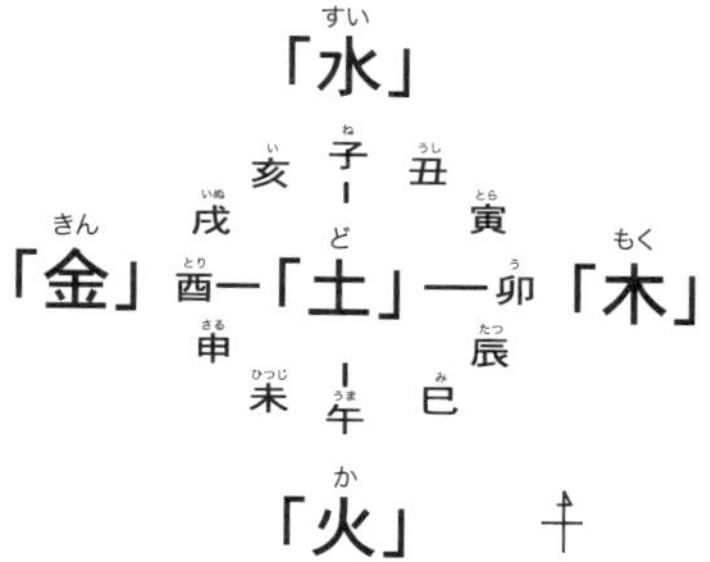

（図２）

第2章

「火」の臓器

心・小腸

☯心と「火」

肝臓と肝の違い同様、東洋医学で「心」と言うと「心臓＋心臓に関わる気（心気）」ということになりますが、「心」と言う文字を見ると私たちは、精神現象としてのココロをイメージしやすくなります。まさに、ココロは「心気」のひとつのあらわれであるのです。しかし、ココロの動きは実に多様で「火」としての「心」ひとつですべてを示すことは不可能です。たとえば感情の持つ「怒」「喜」「思」「憂」「恐」などの動きがまた五行のすべてに配当されるので、あくまで理解されやすいパーッと明るくなるようなココロの動きがそのまま「心気」だと理解されれば良いと思います。具体的にひとことで言うならば「共感」です。そしてその逆の「反感」です。

☯熱と心

生理学的に心臓を観察すると、全身に回る血液を統括する巨大なターミナルです。血液は全身に栄養を与え、熱を与えます。熱ということが「火」のイメージにそのまま当てはまることに気づくと思います。従って、東洋医学で「心気」というと血液も含むことになります。現に「気・血・水」という用語があり、気は血に変わるのです。

「熱」ということが「心」を語る上で重要なファクターとなりますが、ここでちょっと不思議なことに気づきます。「心臓ガン」という疾患は珍しいということです。もともとガンの発生には低体温という体質、体調が関係していることは言われていますが、これほどまでに「心」は熱と一体ということです。

肝が「上がる」気に関係していたように、「心」は「広がる」気に関係しています。熱はそもそも発散するものだからです。従って、心臓疾患は熱が発散できないことに関係していることがわかります。こうした状況を「内熱」といいます。発散できるべき熱が籠もってしまうからです。その熱の陽気に蒸されて体の中の陰気が足りなくなってしまうことから、「陰虚内熱」とも言います。

典型的な例はリウマチです。リウマチは発散すべき熱が籠もってしまうので骨のような硬い組織まで変形させてしまうのです。

熱が体温を作りますが、熱を測るのはどこでしょう？　日本なら脇の下、西洋なら口の中ですね。動物なら肛門です。これらが最も体の内側の熱を表現している場です。いいかえるならターミナルたる「心」の直系プラットホームとでも言うべきものです。

東洋医学では「舌は心の苗」と言いますが、イメージとしては心臓という球根から生えた茎葉がそのまま口の中の舌ということです。従って舌の診断はそのまま「心」の熱状態を見出しやすいのです。舌が真っ赤に火照っていたり口内炎が発症しているなら間違いなく内熱状態にあるといえましょう。

私が歯科医師として日常臨床しているときに口内炎を治してほしいという患者さんはよくいらっしゃいますが、実は内熱がひどいので内臓が「食べないでくれ」と言っているのが口内炎なのですよ…と説明しております。つまり熱を発散させるほうが先決なのです。

舌が真っ白になっているのは「舌苔」という舌に生える苔のせいです。苔には黄色いもの、黒いものもありますが、この場合は通常の苔が多くなったものです。どういうことかというと、締め切った部屋で暖房の後の熱が結露したものと同じで、熱が発散できずに水蒸気となって凝縮したものです。部屋だとカビの発生につながりますが、体の熱の発散不足は水が停滞して白苔になって表現されます。

こうした舌の異常はそのまま口という心の直系の表現として理解できま

す。

また、私たち日本人は脇の下が体温計を用いる場所ですが、これも「心」の直系の場です。体温が高くて元気いっぱいな子供は　脇の下を開けないと熱がこもりやすいので、昔は子供用の半纏には脇の下を開けたものを用いました。それが「ちゃんちゃんこ」です。神話の中でもスサノオノミコトが熱のある女性を助けるために脇の下を破って熱を逃がす場面がありますが、実に理にかなった行為といえましょう。

小腸と「火」

「火」の臓が「心」なら、「火」の腑は「小腸」です。その関係は「木」の肝と胆のような「肝胆相照らす」という言葉はないのですが、よく観察すると関係性が深いことはよくわかります。

まず外見です。心臓も小腸も小血管が山のように取り巻いているのです。横隔膜《おうかくまく》を人体の上半分と下半分をわける境界とするなら、まるで小腸は下半身の心臓です。ということは、血液を扱う主要ターミナルということです。東のターミナル東京駅と西のターミナル大阪駅のような感じでしょうか？

次に機能です。心臓は血液を全身に送り受けする作用をしますが、小腸の方は血液中の成分そのものを全身に送る作用をするのです。つまりは栄養を吸収して血液に入れるのです。

ここで二つの要素が関わります。ひとつは物理的なもの、もうひとつは精神的なものです。物理的なものとは前に述べた「熱」の作用ですが、精神的なものとは「共感」ということです。

☯熱と小腸

心臓に負けぬ位の熱が小腸にはあります。

食事したものは、まず胃で細かくされます。これは「化かす」力といいます（後述）。次に小腸から吸収されていきます。このとき小腸の中から血液へと姿が「消える」のです。ふたつ合わせて「消化」と言うわけです。

この「消化」にものすごいエネルギーが必要なので、熱が発生し、小腸は溶鉱炉のようになるとも言われています。現に、小腸をぐるっと取り巻く大腸は、小腸の熱の力で水分の再吸収や排泄物の固形化をしたりするのです。

熱というと火が連想されますが、人類が火を使えるようになった以前と以後での大きな変化として腸の長さがあるそうです。火が使えない頃は消化にはものすごく時間がかかり、私たちが満腹で動けなくなるような状態で何時間もゴロゴロしていなければならなかったようです。つまりは胃腸が熱を通じてじっくりと消化したわけです。だから小腸も長くして面積を大きくする必要があったのです。しかし火を使えるようになった後は、火が食物を変化させているので消化の負担は減ったのです。そのぶん、小腸も以前よりは短くなりました。言い換えると、小腸イコール熱ということです。

ちなみに、心臓同様、小腸のガン（小腸腺ガン）も非常にまれだといいます。やはり熱があるところにはガンはできにくいわけです。

ガンの発生と低体温は関係が深いわけです。

共感と小腸

心臓における精神的な意味、いわゆるハートのイメージですが、小腸にもそれがあるのだ…と言われたらどう思いますか？　まず普通はピンとこないでしょう。しかしあるのです。なぜなら、小腸が栄養を血液へと吸収していく原理は「共感」だからです。ハートが相手を受け入れるときもやはり共感から愛へと変化するのですが、原則的に同じなのです。

たとえば、あなたがレストランで怪我をしたとします。皮膚が裂けて肉が露出して大変な事態です。こんなとき、ここにちょうど肉があるじゃないかと牛肉を移植しますか？　絶対にしませんよね。異物反応がおきてしまいます。しかしその牛肉を食べても異物反応が出ないのは何故でしょうか？　それは牛肉のタンパク質が体に共感できるレベルまで胃腸を通じて分解されているからです。結果としてタンパク質は、アミノ酸という共感レベルになって初めて小腸から血管へと移行できるのです。

これは、たとえばレンガでできた教会を自宅として使うのができなくても、レンガに分解すれば自宅として立て直すことができるのと同じです。

ここまで「共感」レベルを、一応は栄養素で説明しましたが、ここに腸内細菌、分子や量子レベルでのヴァイブレーションなど、追求していくとさらに面白いことがあるということを付け加えておきます。

☯他の象徴との関係

五行と感情の関係を示す「五志」では「火」の感情を「喜」と言います。前述の共感が心や小腸の原理であるならば、「喜」がその感情的表現であることはとても納得がいきます。しかし、これを拡大していくとたんなる「ヨロコビ」に限らず、「喜んで…する」という意味も入ってきます。これは積極性を意味しますから、たとえば職場なら熱気のあるムードになります。なるほど「火」ですね。もっと日常化すると「よく…する」となります。これはもう習慣です。日常の習慣化した熱の入れ方（生き方）が人生に関わっていくということが理解できるのです。

熱やハートといったらむろん、愛というキーワードが浮かびます。愛のハートマークは当然、赤色で描きますので、心が赤、小腸はピンクで描くことが多いようです。しかし赤色は激しさの色でもあるので、戦いの意味も入ってきます。たとえば「火」つながりの「火星」は占星術では戦争の星でもあります。共感のあるところ、反感も同時に存在しているわけで、受け入れられないものがあるから受け入れられるものがあるのです。愛と憎は裏表なのです。

味で言うと「苦味」も「火」の象徴です。漢方薬で心臓に用いられるものは苦いので有名です。これは「牛黄」という生薬の味で、体内の熱循環をよくするものです。

また、食物でも熱の循環をよくするものとして有名なのはニンニクです。ニンニクを食べると翌日臭くなりますね。焼き肉の翌日、口をおさえて「臭う?」と気遣う人も居ますが、それは口から臭ってるのではなく毛穴から臭っているのです。ニンニクで熱が発散され、毛穴が開くからそうなるのです。

そのニンニクを焼きすぎたことはあるでしょうか？　信じられない位苦くなります。熱と苦味の関係がよくわかります。

第3章

「土」の臓器

脾・胃

☯脾《ひ》と「土」

脾臓は、一般的には「赤血球を蓄える」「古い赤血球を壊す」「リンパ球を作る」ところだと言われていますが、事故や疾患の程度によっては全摘手術もなされることがある位で、現代医学でもその役割が明瞭でない臓器のひとつです。

その謎は文字にあります。「脾」という文字をよくみると、「卑しい」臓器ということになります。なにが「卑しい」のでしょうか？

「卑しい」ということは、さほど大切でもないから全摘しても大丈夫だということなのでしょうか？

この謎を突き止めるのに五行が役立ちます。脾と胃は「土」ですが、「土」とは全体を下支えするものです。つまり地盤なのです。

たとえば「石」＋「卑」だと「碑」となり、平たくした薄い石の意味でタイルなど下支えに役立つものを言います。下つまり足元にあるから「卑しい」のでしょうか？　いいえ、実は最も尊いのです。自らをさげすんで全体を支える自己犠牲の象徴として「土」があるのです。

中国の医家である李東垣は「脾胃論」として「土」を重視し、江戸時代の儒者である中山城山も「人体の脾胃有るは、なほ天下の土有るがごときなり」と言っている位なのです。

「脾」は脾臓の持つ気を含めての臓器ですから、その自己犠牲的精神を指していると理解して良いでしょう。簡潔に言うなら、血液の良しも悪しもすべて受け取って整える臓器ということです。

全摘しても大丈夫ということは、どうも物質としての脾臓よりも気としての「脾」の方に比重がかかっている臓器だと言えるのではないでしょうか？

☯胃と「土」

「良しも悪しも受け取る」点においては、胃をイメージしたほうがわかりやすいでしょう。食物に含まれる栄養も毒もいったん受け取るのが胃なのです。このとき、それならば栄養になるものだけを食したほうが胃が丈夫になるのでは…と思うのは素人の浅はかさです。インド旅行した人は必ず下痢すると言いますが、インドの下層扱いされている住民はもっとひどいものを飲食しても下痢はしません。つまりはある程度の毒があってこそ私たちは鍛えられて免疫力や体力を上げることができるのです。胃が善悪の区別なく受け取るのも実は同じ理由です。ここでこういう姿勢にどういう意味があるのかを考えてみましょう。

良し悪しというのは言い換えると陰陽です。私たちの日常存在する二極面です。しかし脾や胃がこれを区別なくいったん受け入れるということは、ものごとには結局は二極はないということなのです。たとえばの話、極端な人が居て、裏は嫌いだからといって表だけの紙をほしい…といってもそれは実在しません。カマボコの表だけを食いたいと言ってもそれは無理です。表のあるところ、必ず裏もあります。どんなに善人っぽい人でも悪の側面はあります。悪人であっても家族には善人であったりするのです。大切なのはその両面を理解することです。

鎌倉仏教の代表的な存在である親鸞には有名な言葉があります。

「善人なおもて往生をとぐ。いわんや悪人をや」

善人だって死んで極楽に行けるのだから、悪人が行けないわけがない…という意味ですが、ここで「おや？」と思います。逆ではないの？　…と思うのです。「悪人だって天国に行けるなら善人が行けないわけがない」ならわかるのですが、親鸞は逆を言っているのです。これは悪人は自分は悪であることを知っている分、自分は絶対に善で悪のかけらもないと信じている人より天国に近いという意味なのです。陰陽の二極には大元の一極があるのであり、これこそが本当の道だということなのです。

陰陽五行ではこの陰陽の大元である一極を「土」で説明します。（図３）を見てください。これは星型で示す陰陽五行の大元である十文字の五行の図です。「土」が真ん中にあることがわかると思います。つまり「土」は陰陽全体を包含する要素であり、脾や胃はこれを地で行く臓器だということです。

胃は下ろす

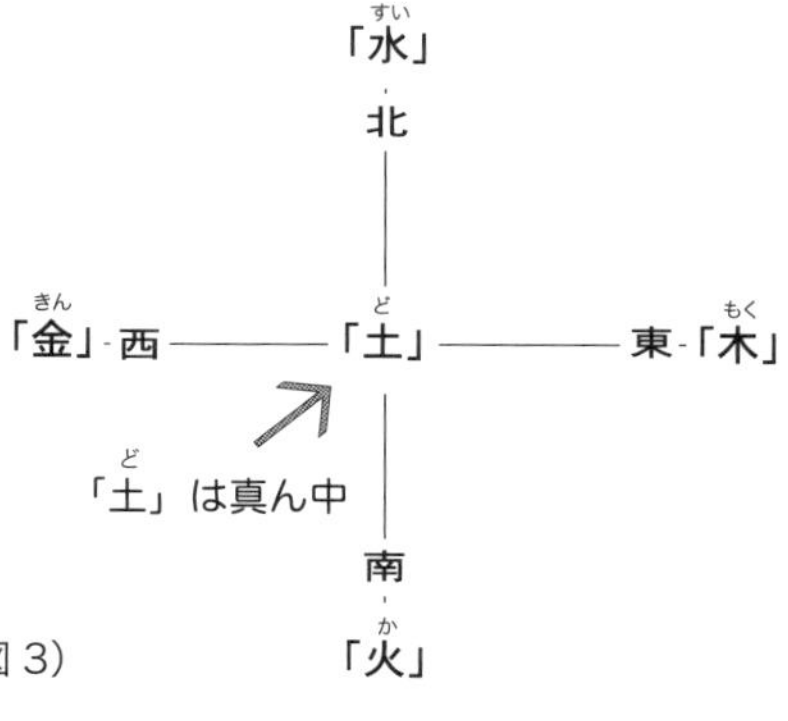

（図 3）

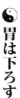

日本の武道や舞踏、それに太極拳などの東洋の健康法で重視する人体の部位はどこでしょうか？　それは「丹田」（前述。図4）と言われる部分で、おへその下あたりに相当します。ここに気を集中させることで、全身が安定するという基本中の基本です。これはまさに五行の「土」にあたります。つまり陰陽のもとである一極です。

西洋でも神秘学ではチャクラ理論という東洋の気のようなものを扱う理論がありますが、第三チャクラ（マニピューラ・チャクラ）が全部で7つあるチャクラの中心として全身に気を送る役割をします。ここにも東洋の丹田に相当する「土」的な意味があることが興味深いです。

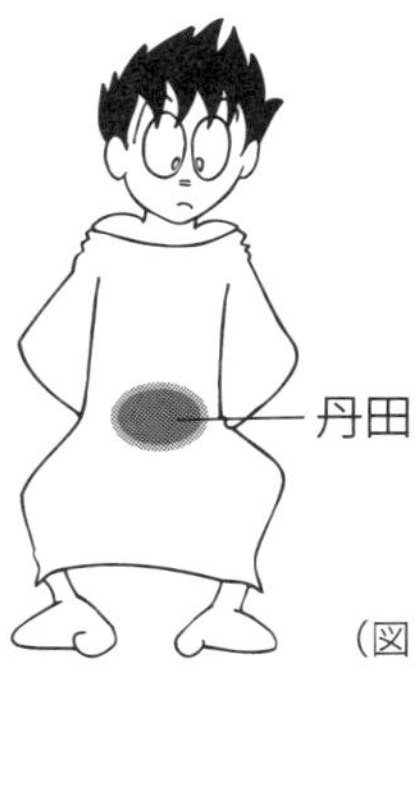

（図4）

さてこの丹田はどういう役目をするのかというと、「地に足をつける」

という役割です。誰だって地面に足をつけてるじゃないか…とは思わないでください。しっかりと大地に足をつけて現実を送っているのが心身ともに健康体であるという意味です。それは「気」が降りている状態だということです。

逆を考えてみてください。「気が上がっている」ということです。「木」のところで、肝は気を上げると説明しました。そしてこれは酔っぱらいや怒っている人に顕著だと言いましたね。気が上がって頭に血がのぼっているのではなく、気が降りてお腹が暖かい状態こそ正常だと言うことです。

私の歯科での臨床体験で言うならば、歯痛で苦しんでいる人は「気が上がっている」状態です。だから居ても立ってもいられないので日常の仕事や生活に支障をきたします。こんなとき、普通は歯科では麻酔をして治療をするのですが、あまりひどい痛みだと、麻酔することで逆に痛みが増すのです。

なぜかと言うと、麻酔は「酔」という字が入っているように、気を上げて日常感覚を麻痺させていわば酔っぱらい状態にさせるからです。ということは気が上がるので、気が降りている正常な状態から離れてしまうということです。痛みを麻痺させるどころか、さらに気が上がるので痛みが増すというわけです。

こんなときは気を「下げる」ことをしないとどうにもならないのです。そこで「土」です。胃の状態を安定させるためには、胃の経絡に関わるツボを刺激したり、お腹を温めたりして落ち着かせて、それから麻酔をするということが大切になります。

つまりは、私たちにとって日常を送るためには脾と胃の働きがもっとも大切だと言うことです。「冷えと木気亢進《こうしん》（肝気亢進）」の所でも言ったように、頭は冷やしてお腹を温めるということがその基本的養生法になります。

☯「化かす」ということ

「土」は自己犠牲でケガレを呑み込むから「卑しい」とされやすいと説明しましたが、これに関わるもうひとつの理由があります。それは「化かす」ということです。なにも狐や狸のように人を化かすという意味ではありません。

これも胃を例にとった方がわかりやすいでしょう。胃はドーナッツを食べてもラーメンを食べても一定の形にそれを化かします。胃の中では形はすべて失われ、ゲロ状にされるのです。これを東洋医学では「水穀」と言います。ゲロに化けたものは、もはや汚らわしいものだというわけです。なぜこんな姿に化けるのかと言うと、このあとに消化するためです。だから細かくして水っぽいのですが、ここに精神的な象徴を読み取ってください。善悪も優劣も関係なく一定の形にされるという所に「土」の意味があるのです。

小学校をイメージしてみてください。男女も背の高さも、そして成績の優劣も関係なくみんな同じように国語、算数、理科、社会、と学ぶのです。こうした「平たく」することを「化かす」と言うのです。ある意味、完全平等です。しかし同時にミソもクソもいっしょにするのです。

この「平たく」することは、同じ「土」である脾臓の「卑」という文字に含まれていると説明しました。薄い平たい石は「碑」であるというところです。

このように、私たちが食べ物から栄養や毒をいったん受け入れて、切磋琢磨して、自分というものを築き上げていくためには、「土」という平たく化かされる経過をたどることが必要なのだとわかります。

そして小学校を例にとったように、私たちの一生にとっても「土」的な時期が大切だと理解できるのです。

脾胃の「土」的な姿勢というのは、人生訓にとっても、実に意味があるものなのです。

☯他の象徴との関係

東洋医学の基本的古典として有名なのが「黄帝内経」です。黄帝という伝説の王が人体や自然の基礎を語る哲学的な内容ですが、問題にしたいのはなぜ「黄帝」つまり「黄色の帝王」なのかということです。

実は、黄色とは五行の「土」の色です。そして「土」は中央を意味していたように、黄色は七色のスペクトルの中央に位置します。「黄帝」はすべてを見渡せる中央に立つ帝王だという意味なのです。「土」の重要性がわかる事例だと思います。

中央を味で表現すると「甘味」です。なぜかと言うと、私たちのエネルギーの大元は糖だからです。疲労したときにはまず甘味が優先されます。点滴ならブドウ糖です。なぜなら、糖がまっさきにATPを産むからです。だからといって、糖分ばかりとっていると、「土」である胃を痛めてしまいます。胃の壁がゆるんでしまうからです。

もうひとつ、「土」を理解するのに適しているのが相撲です。相撲はもともと神事なので、全部が陰陽五行からできているのですが、注目したいのが土俵です。

土俵の上には神社のような屋根があって方位にそって房がぶらさがっています（図5）。

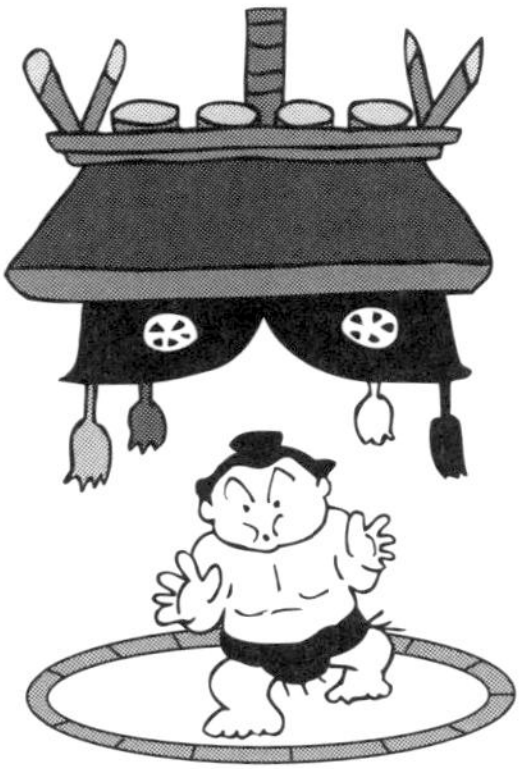

（図5）

東…「木」（青）…緑ともされる
西…「金」（白）
南…「火」（赤）
北…「水」（黒）

そして「土」は中央なので房はなく「土俵」があるのですが、黄色を意味する房のかわりになるのが土俵を覆う米俵です。米はエネルギー源であるデンプンです。それは糖になるものです。やはり中央だということがわかると思います。

土俵というと、相撲のルールでは「全世界」を意味します。土俵に足の裏以外がついても、飛び出しても、それは世界からはみ出した敗者とされます。

ここに「土」の厳格さが現れます。「土」は平たく平等に私たちを養うのですが、はみ出ることを許しません。厳格な「枠」を作るのです。ちょうど花壇から飛び出して放置された植物が成長できないのと同じです。

こうした所を人間に当てはめると、母親の象徴となります。子を育むのだけれど、成績や世間体を押し付けることで、その子の個性を阻みがちでもあるのです。

「土」はすべてを生み出す女神のようでもあり、すべてを呑み込む魔女のようでもあるのです。

第4章

「金」の臓器

肺・大腸

☯肺と「金」

「金」の意味は「分ける、分かれる」ということです。「金」とは簡単に言うと呼吸器ですが、吸って体内に入れるのが陰たる臓の「肺」、吐いて体内から出すのが陽たる腑の「大腸」…とも言えるでしょう。また、「分ける」行為は肺、「分かれた」結果が大腸とも言えます。そしてこの行為と結果に最も関連しているのが「火」での熱エネルギーです。

肺は酸素を吸い、二酸化炭素を吐き出すという呼吸機能を行うのですが、それは血液を通じて熱という体温を作る行為なのです。

生命誕生の頃、危険を承知で酸素を用いることを選択したバクテリアが莫大なエネルギーを得ることに成功したといいます。その子孫が私たちですが、酸素を用いた呼吸が熱エネルギーに関係しているのがよくわかると思います。

たとえば、お釜に直火でご飯を炊いているところをイメージしてください。火を起こすのに筒で息を吹きかけ、うちわでバタバタと空気を循環させますね。息とは呼吸なので五行の「金」です。そして火はそのまま五行の「火」です。天然の産物である火を人力の呼吸による「金」で援助するのです。「金」は熱エネルギーを結果に変えるのです。

今度は製鉄のイメージを描いてください。しかも旧式の「たたら」がわかりやすいでしょう。映画『もののけ姫』にも出てきましたが、人力でフイゴのようなものを動かし、火で鍛冶作業をするシーンです。火は天から与えられたものですが、それを活かすのは人です。熱が消えたあとに結果ができあがります。鉄器とか刀などです。

これを人体で言うなら、「火」の体温の結果として人体の健康が得られることになります。ここに関わるフイゴのような呼吸が肺と同じだということです。

☯大腸と「金」

呼吸による結果のほうは大腸に象徴されます。呼吸は熱を得る行為だと説明しましたが、熱の塊としての小腸を思い出してください。大腸は小腸を取り巻くように存在していますが、小腸の熱を受けて、発散しようとするその熱を実際に体内から出す作業です。

たとえば缶コーヒーを温めるために火にかけるとします。そのまま放置していたらどうなるでしょうか？　爆発してしまいますね。ヤカンでお湯をわかすと蓋がパカパカ動き、口からシュッシュッと蒸気があがります。つまりは熱は逃がす必要があるのです。人体でも熱をそのままにしておくのは「内熱」といって体内不調に関わると説明しました。

実際に、大腸は小腸の熱をうまく生かして熱を逃がします。

まずは水分の再吸収を行います。次に小腸から送られてきた食物のカスをレンガのように固めて便にします。

このとき、実際に余分な熱を体内から出さなくてはなりません。そのときに皮膚に協力してもらいます。毛穴を開き、熱を逃がすのです。毛穴から出た熱は外の気温に冷やされて水となり汗となります。

よく便秘は肌荒れにつながると言いますが、大腸による体内の熱の調整と皮膚が密接に関わっていることがよくわかると思います。

「金」はより物質的な世界（地の仕事）に関わると説明しましたが、「金」の中でもさらに天の仕事と地の仕事があります。肺が天なら大腸は地です。

つまりはモノとしての結果を作るのが大腸というわけです。それが大便です。

☯他の象徴との関係

よくよく考えてみるとわかりますが、動物にとって自分の「作品」として自分が作りあげるのは排泄物しかありません。だからテリトリーなどの自己主張は排泄物で示すのです。

同じように、人間の作り出すものは「金」です。芸術作品などはすべて「金」で象徴されます。

実りとしての作物も植物の「作品」です。従って、柿や桃、リンゴ、そして稲などは「金」とします。そしてその収穫の時期としての秋も「金」です。実りの季節というわけです。

熱を逃がすという点に注目すると、「冷え固まる」ということで、これは「収斂」と言います。植物たちも夏に盛んになったあと、秋で冷え縮まって実りを作るのですが、これも「収斂」です。

縮まるというと、人間では老人です。これから成長する若さは「木」で表現しましたが、人体の結果を作ると同時にどんどん縮まっていく老人も「金」というわけです。

そして「金」で忘れてはならないのは、その潔さです。分けて、捨てて、余分な未練を残さない清々しさもまた「金」の特徴です。これを示すのが「白色」です。潔白とか、白状とか、内側になにかを残すことをしないことを示すのが「白色」です。警察で犯人でない人をシロと言いますが、同じ理由から来た言葉でしょう。また、内側に何も持たない人を素人《シロウト》と言いますが、これも同じです。

第5章

「水」の臓器

腎・膀胱

☯「水」は変わり者

いわば、「水」は変人です。そういう観点で腎と膀胱を見ていくとその意味が理解しやすくなります。

たとえば、東洋医学の五臓五腑にはそれぞれ、働くのに適した時間があるのですが、どれも太陽の出ている時間帯です。しかし「水」だけは夜なのです。他は起きている時に活発ですが、「水」だけは寝ている時に本領を発揮します。

存在する位置も他の逆側です。ほとんどの臓器は腹側から観察しますが、腎臓は背側からです。

余談ですが、五行の象徴を人間のタイプで理解する「五行タイプ論」というものがありますが、「水」のタイプの人はしっかりと変人です。しかも、変人と言われることが嬉しいタイプの人です。その真意は「自律」ということにあります。

東洋医学では「水」は「精」を司る…と言います。「精」に「神」をあわせると「精神」となるように、「精」とは物質の次元に現れた霊的次元のエッセンス、つまり霊的エネルギーです。「霊」という言葉が出てくるだけで、西洋医学では眉をひそめられますが、「水」は、その役割を、「見えている世界」には置いていないということです。あなたの見ている私は仮の姿で、本物ではありませんよ…という意味です。それだけに自分ということにこだわり、「自律」しているのです。そして人の見えない「夜」こそが本領発揮というわけです。

そんなわけで、五行臓器の中では「水」の役割ほど、西洋医学と東洋医学の違いが大きいものはないと言えるでしょう。前に「土」の脾臓は気としての働きの方が強いと言いましたが、「水」の臓器は気を超えて霊的とも言えるものなのです。

☯腎と「水」

普通、「腎臓」と言うと「オシッコを作るところ」というイメージが強いです。そして、西洋医学でもどのようにして血液を濾過して、オシッコを作るか…というところに腎臓の意義を見出しますが、東洋医学のいう「腎」は前述のようにたんなるオシッコ製造器ではありません。見えない世界の役割のほうが大きいとみます。その役割というのが「精」を司る…ということです。

「熱と心」の項目で「気・血・水」について述べましたが、これをさらに哲学的にしているのが「神・気・精」という概念です。わかりにくい「精」はここに出てくる概念なのです。

この場では、難しいことは控えておきますが、五行のような霊的世界も含めた象徴性を読み取る考え方を持ち込まないと、「腎」の本当の働きは理解しにくいということなのです。

私の父は四十代に腎不全を起こし、以後亡くなるまで腎臓透析をしていました。当初五年しか生きれないだろうと言われていたのがその後四十年近く存命できたのは、まさに現代の西洋医学のおかげでした。このとき、何度も腎臓移植の打診をされましたが、父は結局はそれを実行に移しませんでした。移植をすれば面倒な人工透析にたよることもなくなるのですが、なぜそれを望まなかったのか、当時、歯科大生だった私には理解できませんでした。

今となると空想でしかないのですが、父は存命よりも「自分ではなくなる」ことを恐れたのではないかと思うのです。

父はもともと仏教大学を出て僧侶の資格を持っていたのですが、高校で社会科の教師をしていました。仏教を学んでいたせいかどうかわかりませんが、なんとなく直感的に自我と腎臓の関係を把握していたような気がします。なんせ、父にとって発病のきっかけとなったのも、自我の尊厳を損なわれるような出来事が続いた時期のことでしたから。

これほどやっかいな自我の霊的感覚に関わるのが「腎」なのです。

父がらみで、私自身もストレスが極に至ったときに血尿が出たことがありました。腎臓は本当に血液を濾して水にしているんだなあと実感した瞬間でした。その動力源が「精」ということなのですが、西洋医学ではこれを「生理活性物質」と訳しています。ビタミン、ミネラル、ホルモン、酵素などの生理的な代謝活動を補助する物質です。そしてこれらの物質の働きで、体は無理に気張ることなく、副交感神経優位のゆったりとした時間を私たちに与え、外敵に打ち勝つ免疫力も維持することができるのです。こうした流れを、東洋医学では「作強」と呼んでいます。結果として、私たちの体にみなぎるのが「健康」です。これを一般的なレベルでは「元気」

と呼んでいるのです。こうして再び言葉は「気」に回帰するのです。

膀胱《ぼうこう》と「水」

「木」での肝に対する胆のように、しっかりと腎を補佐するのが膀胱です。やはり腎同様、背側に位置しますが、東洋医学での気の流れを扱う経絡理論では「膀胱経」こそが背中全体を頭の先から（正確には目の内側から）足の先まで貫きます。背骨をはさむように進むその姿はヨガで言う気の道（イダとピンガラ）そのものです。「腎」の持つ霊的エネルギーが「膀胱」ではさらに明瞭に象徴化されるのです。なぜなら、背骨を貫くエネルギーとは「天」と「地」をつなぐ柱そのものです。この発想が「天・人・地」という東洋思想の大元になります。それが医学の分野に入ると前述の「神・気・精」となり「気・血・水」へと応用されていくのです。

余談ですが、この天地を貫く柱を、西洋の伝統医学では二匹の交差した蛇で象徴します。それがそのまま医学のシンボルになりました（図6）。

膀胱は普通、腎臓から送られてきたオシッコを一時的に溜める袋とされています。しかし、単にそれだけではないということは、もうすでにお気づきだと思います。

たとえばヒポクラテスは膀胱の姿は単に溜めているのではなく、引き寄せているのだと言いました。その根拠として次のように言っています。

「口を大きく開けば液体を吸えない。口を出してすぼめてチューブをくわえれば欲しいだけの液体を吸うことができる。人体では膀胱、頭、子宮がこの構造を持っている」

単に溜めるのと、わざわざ吸い込んでいるのは全く意味が違います。しか

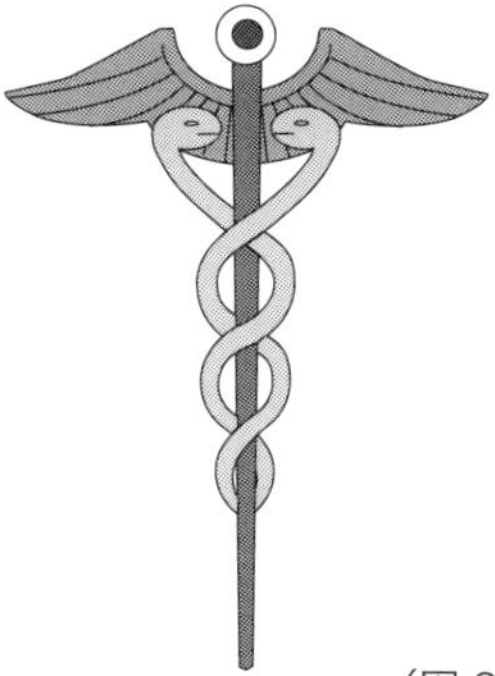

（図6）

し膀胱の持つ巾着のような姿から、ヒポクラテスはすでに膀胱の意義を喝破していたのでしょう。膀胱は財布のように精を溜めたり出したり調整しているということなのです。

むろん、ヒポクラテスは陰陽五行とは無関係ですが、ものごとを象徴的にとらえて、理解の一助にすることは同じやり方だと思います。いやむしろ、そうしないと本当の意義は理解しにくいものだと知っていたということでしょう。

他の象徴との関係

「水」の持つ、夜、見えない、裏側、霊的…という象徴性をつなげていくと必ず出てくる概念があります。それは「神」です。「神・気・精」という言葉にも「神」が入ってましたがこれは「シン」と読み、気の上位概念です。いわゆる「カミ」とは違います。

たとえば「水」を五志（五行の感情での象徴）で言うと「恐れ」です。恐怖の感情は「腎」の持つ自我意識を痛めやすいということです。さきほど父の腎臓病の話で「自我の尊厳を損なわれるような出来事が続いた」と説明しましたが、まさにこれに相当します。この「おそれ」ですが、神仏に用いる「畏れ」も同じ根拠を持ちます。単に恐怖に陥るのではなく、人智を超えたものとして畏れ敬うという意味です。

健康面で言えばダジャレのようですが「水《すい》」だけに「すい眠」が腎の健康にとても意味を持ちます。「寝ている時」が本領発揮だと説明しましたが、民間医学の分野でも、とくに腎臓と睡眠の関係は重視します。

色で言えば「黒」です。これは「金」で言った「白」の逆で、何もないまっさらの白に対して中に何があるのか分からない黒です。同じく、何かものすごいものを持っているプロを玄人《クロうと》、何かを隠しもっている犯人をクロと言うのです。

体内の黒に関する色素としてメラニン色素がありますが、もとはメラトニンというホルモンから来ている言葉です。これは寝ている時に活発になり、そうすることで昼間にはセロトニンが活性化して私たちを元気にするのです。しかしメラトニンが足りないとだんだん体の色が黒くなります。まさに腎臓病は顔色を黒くしていきます。軽度だと目にクマができるという歌舞伎の隈取りのような姿です。もともと黒色は太陽光線を吸収するので、太陽の熱を受けることでセロトニンを活発にして、夜はメラトニンを活性化するためにこうなっているのです。見事なシステムと言えるでしょう。

方位で言えば北です。北の持つ暗く冷たいイメージはまさに「水」です。しかしそれは同時にカミの居る場でもあり、たとえば神社の社殿も向かって北に位置することが多いし、家庭での「お守り」も家の北側の壁に南向きに貼ります。

カミの体現とされた天皇も必ず民衆の北側に立ちます。一般参賀の時も北から南に居る人々に手を振られるのです。

第6章

五臓五腑と五臓六腑

最後に、最初に言った五臓六腑との関係について触れておきましょう。六臓六腑と言ったときは「心包」という「臓」と「三焦《さんしょう》」という「腑」が追加されます。ふたつとも物質としての形をもたないので西洋医学では全く無視されますが、東洋医学、とくに鍼灸などの経絡を用いる治療法にとって必要な概念です。それが一般的な用語として、このうちの「三焦」の概念だけを五行に加えたのが「五臓六腑」というわけです。

なぜ「腑」であるところの「三焦」だけを加えたのかというと、「心包」の方は、より物質性がうすいからです。「心包」は「心臓」と言葉が似ていますが、「心」の持つ「火」としての役割のうち、よりエネルギー的に特化したものを「心包」と言うのです。従って、東洋医学では「心」を君火、「心包」を相火と表現します。ややこしいのですが、「三焦」も相火の内とみることもあります。

君火とか相火と言われてもピンとこないと思います。「君」というのは「君主」という言葉からもわかるように君臨する一者、いわば絶対者のことです。従って「相」というのは、その部下というか、「君」の代理です。

はじめにこの世界では陰陽というふたつの相対する概念から成り立っていると説明しましたが、陰陽という2の世界をひとことで言うと「相」となるのです。だから2になる前の1は「君」です。このことをもっと理解しやすくすると偶数と奇数の関係だとわかります。

2は割れる数ですが1は割れません。だから1は絶対者で、2はそれを現実世界に存在する男女のような2に分離した相対者というわけです。

国民の祝日というのがありますが、一月一日、三月三日、五月五日という具合にすべて奇数なのがわかります。偶数の日は祝日になりません。祝日というのだから何かを祝うのですが、もとは祝福のことで神事を意味します。だから祝日とは神の日でそれは奇数で、1ということです。従って奇数は神の日、偶数は私たち人間の日というわけです。

つまり火には絶対の火（君火）と相対の火（相火）があるよ…というのが六臓六腑の考えの基本で、6という偶数は人間の住む現実に適応した数なので、六臓六腑の考え方は鍼灸などの実際的な方法に適応されるということなのです。

以上、陰陽五行のアウトラインを説明してきました。しかし実は、もっと奥の深い「象徴学」こそが陰陽五行なのです。そしてこれは現代という時代にこそ必要なものなのです。

なぜなら私たちはあまりにも物質的な世界観にどっぷりと浸かってしまい、ものごとの背後の意味を理解できなくなっているからです。そしてさらに今回あえて説明しなかった五行の運用方法（相生関係と相剋関係）が絡んでくるのです。

これはまたいずれの機会といたしますが、本書を通じて陰陽五行に興味を持っていただければ幸いです。

五行配当表

		五行	「木」	「火」	「土」	「金」	「水」
1		五方	東	南	中央（全体）	西	北
2		四季（五季）	春	夏	土用	秋	冬
3		五色	青	赤	黄	白	黒
4		五味	酸味	苦味	甘味	辛味	塩辛味
5		五臓	肝	心	脾	肺	腎
6		五腑	胆	小腸	胃	大腸	膀胱
7		五体	頭	右手	右足（胴体）	左足	左手
8		五官	眼	舌	口（唇）	鼻	耳
9		時刻	朝	昼	昼	夕方	夜
10		五志（感情）	怒	喜	思（慮）	憂	恐

―カラダの中は小宇宙―

五臓六腑

令和 元 年 9 月 25 日 印刷
令和 元 年 10 月 15 日 発行
令和 2 年 7 月 7 日 初版第 2 刷発行
令和 5 年 10 月 15 日 初版第 3 刷発行

著 者：堀内信隆
発行人：佐藤公彦
発行所：株式会社 三冬社
〒 104-0028
東京都中央区八重洲 2-11-2 城辺橋ビル
TEL 03-3231-7739 FAX 03-3231-7735

印刷・製本／中央精版印刷株式会社

◎落丁・乱丁本は本社または書店にてお取り替えいたします。
◎定価はカバーに表示してあります。
 ISBN978-4-86563-050-3